REGIME DE SANTÉ SOVVERAIN

bien de l'homme en ceste vie, obseruant les preceptes de ces deux anciens Auth. de la Medecine rationelle Hyppoc. & Gal. Auec la maniere de se preseruer contre la peste.

Ensemble la protestation d'Hyppoc. mise en vers François par vn ancien Medecin de la Faculté de Paris.
M Le Gros.

Dedié à Messieurs de Paris, par vn Docteur de la mesme Faculté.

Absque sanitate rerum omnium nulla vtilitas iucunda esse potest. Ex Hypp.

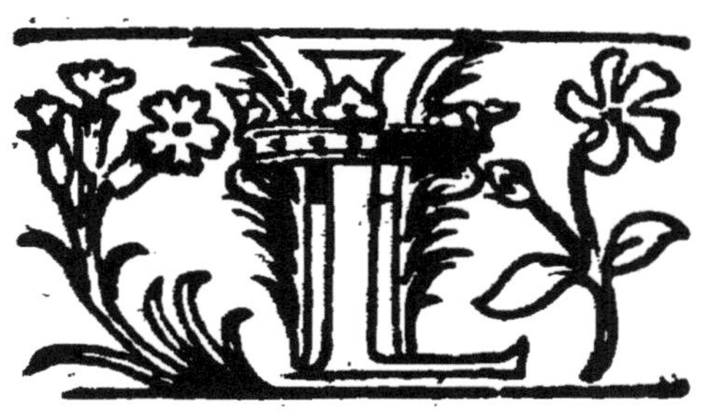

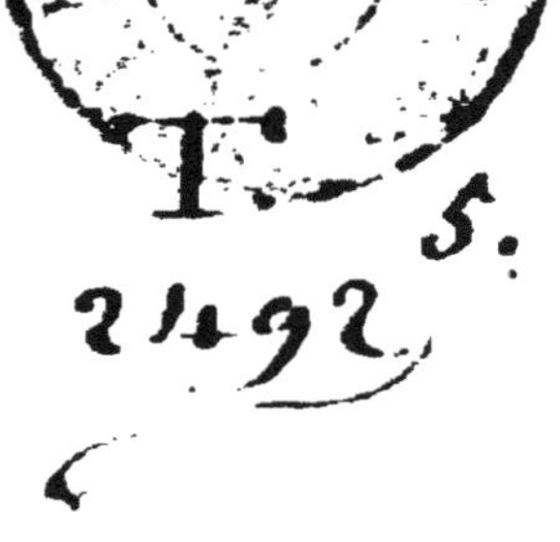

A PARIS,

De l'Imprimerie de PIERRE LE-MVR.

M. DC. XXV.

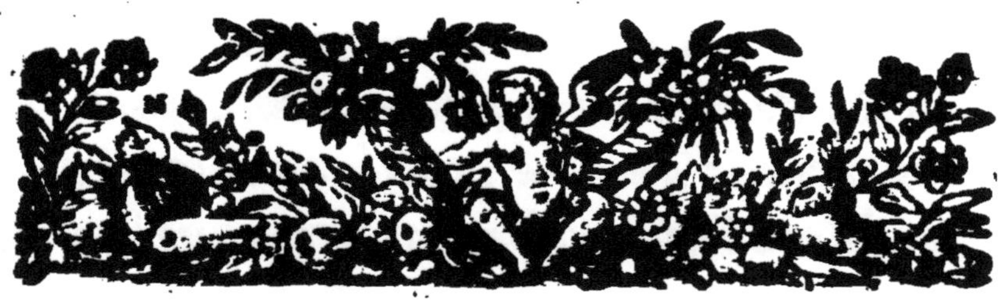

A MESSIEVRS
DE PARIS.

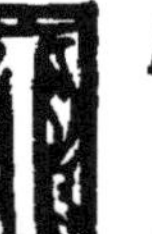ESSIEVRS,
Le plus grand bien que ie vous puisse desirer c'est la santé, & bonne disposition de l'esprit, & du corps en toutes ses parties sans douleur. Pour la conseruation de laquelle i'ay osé communiquer au public cest Opuscule soubz vostre faueur, esperant qu'il sera mieux receu des gens d'honneur, & de bon iugement : auec vn petit Discours de la maladie pestilente, & vn bref moyen de s'en preseruer, comme de la plus capitale, & pernicieuse ennemie de Nature qui soit entre toutes les calamitez humaines : Et en suite i'ay adiousté la Protestation d'Hypp. où paroist la probité de vie, & sagesse de ce grand & ancien Medecin, traduite en François par vn ancien Docteur en Medecine de la Faculté celebre de Paris mon proge-

niteur. Vous me ferez l'honneur, s'il vous
plaift, de prendre le tout en bonne part, &
d'en receuoir quelque vtilité, ayans plus d'ef-
gard à ma bonne volonté qu'à vos merites, &
de me reputer digne de voftre tres-humble
feruice, qui fuis

MESSIEVRS,

Voftre tres-humble, & tres-
affectionné feruiteur,

LE GROS,

DE VERA ET DOGMATICA
Medicina, & de Sanitate vitæ longioris effectrice.

INTER præclaras vna est præstantior artes,
Quæ morbos pellens ideò Medicina vocatur.
Hanc misit terris Mundi qui sceptra gubernat,
Nam morbi omne genus cum totum inuaserat Orbem,
Hoc procùl aspiciens homines miseratus Apollo
Cælestes oras liquit, primusque medendi
Artifex in terris diuinos cæpit honores.

Hinc primùm exorta est præstans Medicina potésq́;
Quam plures clarique viri coluere, sudorem,
Et multos passi noctesque diesque labores.
Inter quos fulgent Hippocrates, atque Galenus,
Vt longè præstat reliquis Sol aureus astris
Vt Stellas inter prælucet Cynthia nocte,
Ex quorum doctis scriptis, ceu fonte perenni
In morbis prodest sacros haurire liquores:
Quos opifex summus Cælo demisit ab alto,
Vt obscura prius Naturæ arcana paterent,
Quorum doctrina floret Medicina, viretque,
Et est quam multos vinax mansura per annos.

Hygia hinc oritur fælix contraria morbis,
Quæ meruit iungi Diuis, Cæloque lucere:
Quæ vitam seruans tanto est præstantior auro,
Quantò ipsum absque illa pretiosum displicet aurum.

Nam quid diuitiæ, veneranda scientia, virtus?
Quid superba domus prodest, viridaria, flores,
Et Mundi ornatus cùm iam dolor occupat artus?
Omnia tunc lugent, nec grata est vlla voluptas.
   Mens quoque si corpus doleat, consentit & ipsa:
Hygeia est igitur fuluo pretiosior auro,
Ars quam præsentem seruat, reparatque fidelis
Per stirpes, fructus, gemmas, ac dura metalla,
Et quicquid tellus, totusque amplectitur Orbis.

SANITATIS STVDIVM,
bené viuere, & lætari.

LE bon-heur, & souuerain bien de la vie consiste plus en la bonne santé qu'en tous les biens du Monde, puis qu'elle l'entretient & prolonge, & que sans icelle elle est déplaisante. En quoy paroist l'excelléce de la Medecine, tant renommee pour ses diuins & merueilleux effects, qui conserue la Santé presente, & la reuoque estant absente. Et pour contenter le Lecteur curieux & soigneux de sa santé, & luy apporter quelque fruict & vtilité de ce petit labeur, ie descriray en bref le moyen de la conseruer, & de joüyr d'vne longue &

heureufe vie. Ce moyen confifte en
deux chofes, *benè viuere, & lætari*, bien viure, & fe refioüyr, prouerbe affez com-
mun & vfité.

Pour le premier poinct qui eft de bien
viure, il fe peut entendre moralement,
viuant bien felon les bonnes mœurs, &
felon Dieu & fes fainctes ordonnances,
pour le bien de l'ame, principale & plus
noble partie de l'homme, laquelle par
fes bonnes actions icy bas eft deftinee
pour le Ciel fejour des bien-heureux: &
medecinalement pour le bien & fanté
du corps fon domicile, ou vaiffeau terre-
ftre, où elle eft conferuee comme chofe
precieufe pour vn temps, comme dit
S. Paul, vfant d'vn bon regime principalement au boire & manger, ayant ef-
gard à la qualité, quantité, temps & ordre qu'il y faut tenir, obferuant vne me-
diocrité, & éuitant l'excez ennemy de
Nature, & la fource de plufieurs maladies. Ce qu'vn grand perfonnage du fie-
cle paffé, lumiere & ornement de la
France, l'ayant appris des Medecins, a
compris par ces vers :

Boire & manger, s'exercer par mesure,
Sont de santé les outils plus certains:
L'excez en l'vn de ces trois, aux humains
Haste la mort, & force la Nature.

Et est vtile aussi quelquesfois, s'il est be-
soin, de descharger & purger le corps
par la phlebotomie, & medicament propre & conuenable *ad præcautionem*, au
Printemps principalemét, & Automne:
& on doit estre pareillement soigneux
des autres choses non naturelles, comme de l'air, du dormir, & de la veille, &
des passions de l'esprit, ausquelles ne se
faut laisser transporter.

La Theologie nous enseigne qu'vn
souuerain Medecin & grád Apollon est
descendu du Ciel pour guerir les malades & de l'ame & du corps, duquel il est
dit, que *virtus ex eo exibat quæ sanabat om-*
nes. Lequel comme premier autheur de
la santé & de la vie, on doit inuoquer
aux maladies deuant toute chose pour
obtenir ce grand bien, & se seruir en
apres des remedes qu'il a creez de la ter-
re pour cét effect, estant vne impruden-
ce, & mesme vne impieté de les negli-
ger, qui sont appellez par vn Ancien,

mains

Mains de Dieu, pour le ſoulagement des infirmitez humaines.

Quant au ſecond poinct, pour conſeruer la ſanté & viure longuemét, c'eſt de ſe reſioüyr honneſtement, fuyant les perturbations de l'ame ; dautant que la joye & reſolution aux affaires humaines entretiét le corps en ſon bon poinct, & conſerue les forces, & la triſteſſe fait le contraire, comme dit le Sage, *& deſiccat oſſa, & corporis ſubſtantiam exhaurit.* Et me ſouuiét à ce propos d'vn paſſage d'vn grand Docteur de l'Egliſe, c'eſt ſainct Iean Chryſoſtome à mon aduis, diſant que celuy-là deſire la mort, lequel meſpriſe les preceptes de la vie, *Is mortem quærit, qui vitæ præcepta negligit.* Ce qui ſe peut adapter & à l'ame, & au corps. Il faut donc pour conſeruer ſa ſanté, & ſa vie, bien viure, & ſe reſioüyr modeſtement, & ſelon Dieu, & les preceptes de la Medecine rationelle, de laquelle Hyppocrate & Gallien ſont les principaux autheurs, fondée ſur la raiſon & l'experience; la doctrine deſquels eſt tellément approuuee par vne longue ſuite de ſiecles, qu'on la doit tenir pour vne

verité ferme, constante, & asseurée pour
guerir promptement, doucemét & seu-
rement les maladies par bonne regle de
vie, comme il est dit, non toutesfois si
estroite & exacte, comme Celse chap. 1.
liu. 1. & Hypp. Aph. 5. liu. 1. nous aduer-
tissent, craignant que la discontinuant
par quelque occasion qui peut suruenir,
on ne deuienne malade.

PRESERVATION
de la Peste.

ET dautát que ceste annee 1625. a esté
fort déreglee & disposée à la gene-
ration de la maladie contagieuse par son
humidité continué, & chaleur extraor-
dinaire, d'où procede la putrefaction &
corruption de l'air; & que de faict ceste
maladie exerce sa force auiourd'huy en
plusieurs lieux de la France, & mesme à
Paris, ie veux icy décrire succinctement
la maniere de s'en preseruer, pour le bien
public, & faut obseruer le regime susdit,
& ne point apprehender, mais se resou-
dre à la volonté du Tout puissant, &
implorer auec affection & humilité son

aide & protection ; éuiter le mauuais air,
& principalement celuy qui est gasté &
infecté de ceste maladie, & où elle est, &
a esté ; se retirer des grandes assemblees
& cõpagnies suspectes, & se côtenir chez
soy si on n'est pressé d'affaires ; se tenir
nettement, faire bon feu dans le logis, &
aux ruës aussi, qu'on doit bien nettoyer
& en oster les immõdices, & y ietter sou-
uent de l'eau fraische & nette; parfumer
les maisons & chãbres auec bois, herbes
& drogues de bõne sẽteur; & ne faut sor-
tir à jeun, & sans prendre du pain & vin à
tout le moins, ou quelque petit boüillon
aigre, quelque noix confite, ou conserue: & allant en ville porter quelque chose en la bouche, escorcé de citron, canel-
le, gyrophle, racine d'Angelique, gen-
tiane, campane, imperatoire, carline,
ou autre. On peut aussi porter à la main
pour odorer, quelque fleur rose, sou-
cye, œillet, quelque brin d'herbe odori-
ferante, comme lauande, marjolaine, ba-
silic, romarin, coq, saulge, melisse: l'ail est
bon pour les pauures à manger contre
ce mal, leur seruant de theriaque, selon
Galien.

b ij

On peut vſer auſſi de remedes plus
forts & énergiques au beſoin, & de com-
poſez; côme de quelque poudre cordiale
auec du vin ou eau propre, côme de char-
don benit, ſcabieuſe, vlmaire ou reyne
des prez; de quelque opiate compoſee
auec conſerues cardiaques, eſcorce de
citron, jus, ou ſyrop de limons, violat, y
adiouſtant de la theriaque, mithridat,
confect. d'Alkermes, d'hyacinthe, quelque electuaire, & tablette; & par fois ſe
purger, & ouurir la veine en repletion,
yſant d'alimens de bon ſuc & facile di-
geſtion. Aucuns approuuent les caute-
res, pour ſeruir d'emiſſaires & d'égouts
au corps cacochyme. Et ſi le mal eſtoit
grand, & l'air fort corrompu, il faut par
l'aduis & conſeil d'Hyp. le quitter promptement, & s'en retirer loing, & n'y re-
tourner ſi toſt, craignant le danger, eſtât
vne prudence humaine de ſuiure le
bien, & d'euiter le mal; & cecy eſt pour
la precaution.

Pour la curation, on peut vſer au
commencement de vomitoires pour la
cacochymie de l'eſtomach, *Omiſſis ſtibio
& ellebore nimium agitatoriis, & vires exh-*

nentib. quæ seruari debent ; & en apres vser de l'opiate susdite, & des antidotes qui y sont contenus , redoublant la dose & quantité qui doit estre plus grande en la curation, qu'en la precaution. Ie n'en diray dauantage pour abbreger , laissant le reste de la curation aux Medecins & Chirurgiens ordonnez pour ceste perilleuse maladie, lesquels selon les diuers subiects , & diuerses occasions, vseront de remedes necessaires, propres, & conuenables à tel mal.

DE BEATO ROCHO
Nobili Monspeliensi.

Nobilitas vera est virtus, quam splendidus ortu
    dus ortu
Adiunxit Rochus generi, dum vita manebat,
Sæpè venenata curans contagia pestis.
Hinc meruit moriens stellātia scādere regna.
    Oro funde preces summas, vir sancte, To-
    nanti,
Vt hæc à nobis contagia dira repellat.

b iij

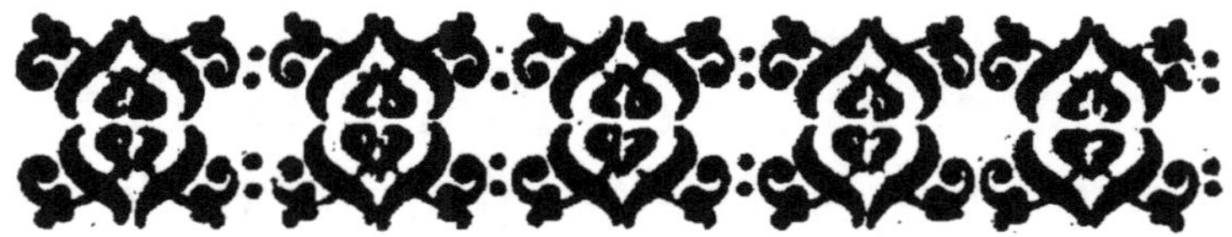

LE SERMENT D'HYPP.
mis en vers François.

IE proteste Apollon de Medecine autheur.
Æsculape son fils de vie instaurateur,
Ie iure la grandeur de la salubre Hygèe,
Et celle par qui est toute douleur chassée:
I'appelle pour tesmoins & grands & petits
  Dieux,
Et Deesses encor qui habitent ez Cieux;
Ie les appelle tous, & deuant eux ie iure,
Et promets de tenir ceste mienne escripture,
Et garder ferme & fort ce dont ie fay sermēt
Au plus de mon possible, & entier iugement.
 Ie iure en premier lieu que ie tiendray le
  Maistre
Qui m'a monstré cét Art, & qui tel m'a fait
  estre,
Tousiours en pareil lieu que mes propres parēs,
Mes biens seront les siens, cōmuns & apparēs,
Luy feray bonne part des choses necessaires:
Les enfans naiz de luy ie tiēdray cōme freres,
Ausquels ie mōstreray sãs vouloir d'y gaigner,

L'art que leur pere m'a bien voulu enseigner,
Et ne leur celeray rien d'aucune science,
Ains de tout feray part dont i'auray cognoif-
    fance,
Tãt à eux qu'à tous ceux qui fous moy iureröt,
Et par ferment efcript plus fort m'affeureröt,
Non à autres qu'à eux. Or pour venir au refte
Pour malades guerir, ie promets & protefte,
Que ie leur donneray remede promptement
Du tout à mon pouuoir, & plus clair iugemët,
Chaffant bien loin d'iceux tout danger & in-
    iure.
Les prieres d'aucun tant foit-il grãd i'en iure,
Ne pourront faire tant que ie donne poifon,
Ou confeil pour ce faire, ou moyen, ou raifon.

    Point ie ne donneray à vne femme enceinte
Drogue à vuider fon fruict deuant temps par
        contrainte,
Mais ma vie & mon art fainctemët garderay.
Les pierreux tourmëtez point ie ne tailleray:
Mais au Chirurgien expert de bon courage
Ie quitteray le lieu pour faire ceft ouurage.

    Si i'entre quelquesfois dedans vne maifon
I'entendray feulement à donner guerifon
Au malade affligé, me gardãt bien de faire
En forte que ce foit iniure volontaire.

    Sur tout ie m'abftiendray, & auray en hor-
    reur

Par une ordre Venus foüiller d'autruy l'honneur,
Soit qu'en corps feminin i'exerce ma prati-
que,
Soit qu'en corps masculin medecine i'appli-
que,
Soit d'un franc, soit d'un serf, tout ce que i'apprendray

En voyant ou oyant quand ie pratiqueray,
Voire non pratiquant, par une diligence
D'obseruer d'un chacun la façon, & silence,
Comme un sacré secret ie promets le celer,
Si pour un plus grand bien ne le faut reueler.
   Or ie fais donc aux Dieux tres-deuote re-
queste,
   Que si ie garde bien ce qu'ores ie proteste,
Il m'aduienne en ma vie, & mon art tout
bon-heur,
Et que ie puisse auoir par tous gloire & honneur;
Si i'en suis transgresseur, & si ie me pariure
I'aye tout au rebours toute maladuenture.

FIN.

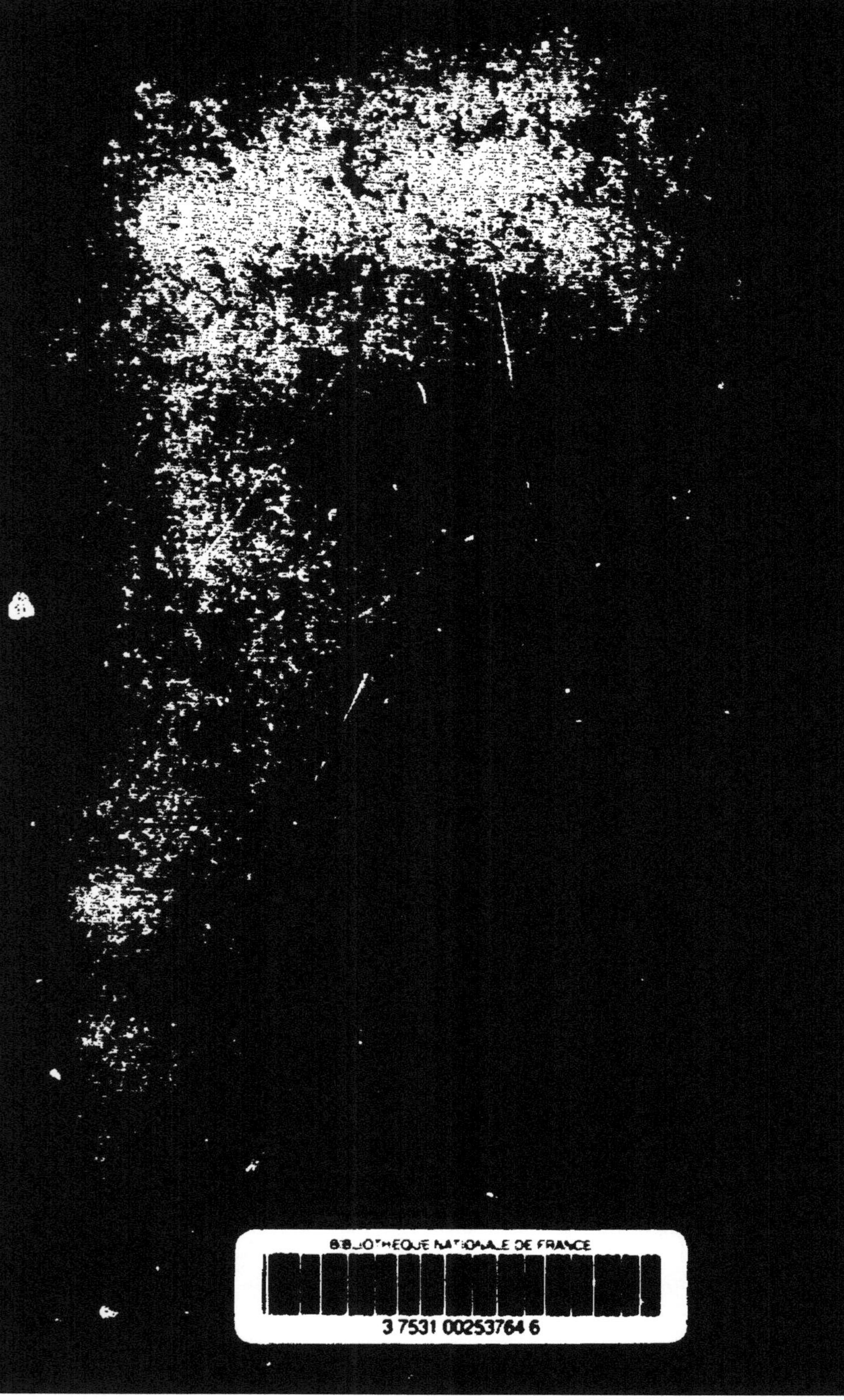